AF609946

ASSOCIATION FRANÇAISE

POUR

L'AVANCEMENT DES SCIENCES

Fusionnée avec

L'ASSOCIATION SCIENTIFIQUE DE FRANCE

(Fondée par Leverrier en 1864)

1887

M ________________________________

____

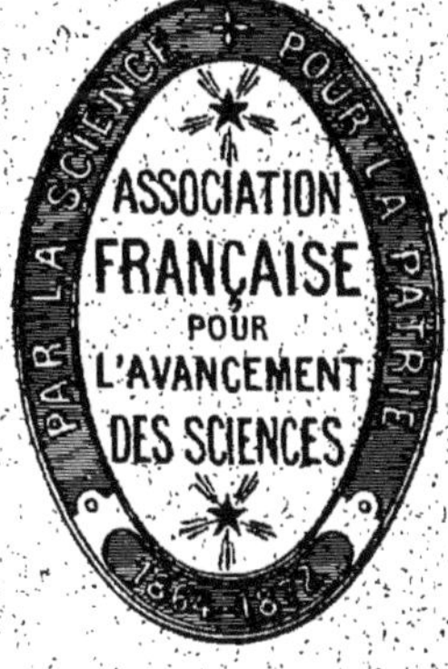

PARIS

AU SECRÉTARIAT DE L'ASSOCIATION

Rue Serpente

(AU COIN DE LA RUE DES POITEVINS)

ASSOCIATION FRANÇAISE
POUR L'AVANCEMENT DES SCIENCES

Fusionnée avec

L'ASSOCIATION SCIENTIFIQUE DE FRANCE

(Fondée par Le Verrier en 1864)

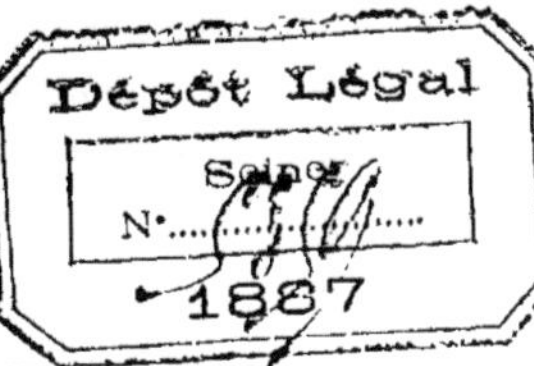

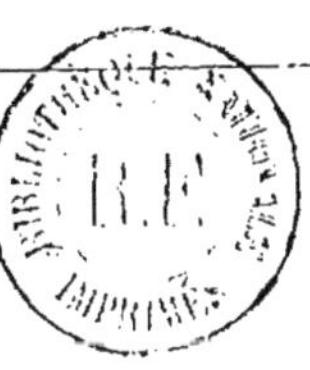

M. CHAUVEAU

Membre de l'Institut, Inspecteur général des Écoles vétérinaires, Professeur au Muséum.

VUE D'ENSEMBLE SUR LE MÉCANISME DU CŒUR

— *Séance du 5 mars 1887* —

J'ai accepté un peu étourdiment de traiter devant vous la question de phy-
ɔlogie qui doit faire l'objet de cette conférence. En effet, je n'ai pu réunir les
ɔyens de la rendre intéressante, c'est-à-dire riche en démonstrations expéri-
entales. Si je l'avais prévu, j'aurais prié l'Association de m'indiquer un autre
jet. C'est qu'en effet, pour bien faire comprendre le mécanisme du cœur, il faut
faire voir, même à ceux qui sont préparés par des études préalables, à plus
te raison aux auditeurs plus ou moins étrangers aux études biologiques. Un
tin, adepte de la philosophie platonicienne, a dit quelque part que la vérité
ilosophique doit apparaître pour ainsi dire d'elle-même, sans l'intermédiaire de
parole, sans le secours des mots : *Sine linguæ organis, sine strepitu syllabarum.*
ci s'applique surtout à la vérité physiologique : on la montre ; elle ne se dé-
ntre pas.

e suppléerai de mon mieux à cette lacune. Au lieu de vous faire voir
phénomènes — vous en verrez cependant quelques-uns — en les pro-
ant sur l'écran, je vous montrerai des images dont je vous donnerai l'ex-
cation, ce qui me retiendra, bien entendu, dans le domaine des données
mentaires.

ous savez que le sang arrose incessamment tous les tissus de l'économie :
apporte les matériaux de la nutrition et en emporte les déchets du mou-
ment nutritif. C'est le sang artériel, le sang rouge, qui amène aux organes
substances combustibles et le corps comburant, l'oxygène, sources de l'éner-
et du travail physiologiques ; c'est le sang veineux, le sang noir qui charrie
produits des combustions organiques, produits parmi lesquels le gaz acide
bonique tient la plus grande place, comme dans les combustions de
foyers.

i j'avais pu projeter sous vos yeux, sur l'écran, la circulation dans l'épais-

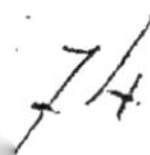

seur d'une membrane mince et transparente, comme la langue de la grenouille, ou la membrane interdigitale d'une patte du même animal, vous auriez vu comment le sang passe des artères dans les veines, à travers le système des vaisseaux capillaires, vous auriez aperçu, dans les plus gros vaisseaux artériels, les globules du sang se mouvant plus rapidement à certains moments, par saccades rythmées qui se reproduisent à intervalles réguliers. Vous devinez quelle est l'origine de ces impulsions rythmiques. Elles viennent du cœur, dont les contractions périodiques refoulent dans les artères le sang destiné à l'irrigation des tissus; c'est au cœur que les veines ramènent le sang qui a servi à cette irrigation.

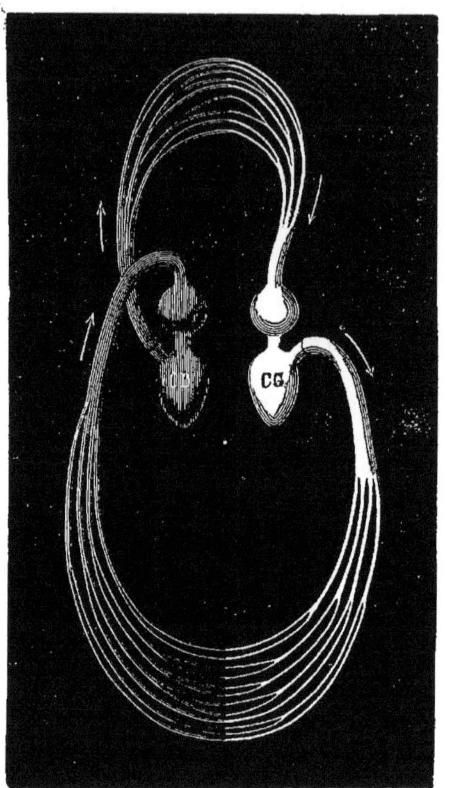

Fig. 1. — *Schéma de la circulation.*

Voilà la circulation, en principe, mais non pas la circulation complète; vous savez, en effet, que le sang veineux, ramené au cœur, ne revient pas exactement à son point de départ. Il est d'abord envoyé, par un tronc artériel divisé en d'innombrables ramifications, dans le poumon, où il redevient sang rouge ou artériel, en cédant à l'air un certain volume d'acide carbonique, en échange d'un volume un peu plus considérable d'oxygène. C'est alors seulement que le sang est ramené, par les veines du poumon, au point d'où il était parti. Le cycle est ainsi complet.

Cette dernière partie de l'appareil circulatoire, vous le savez, forme ce que l'on appelle la *circulation pulmonaire,* ou *petite circulation.* L'autre est la *circulation générale* ou *grande circulation.*

Regardez le schéma bien connu projeté sous vos yeux (fig. 1), il vous rappellera très clairement l'idée de cet ensemble de la circulation.

La partie supérieure représente la petite circulation; l'inférieure, la grande circulation.

A droite est la région du sang rouge; à gauche, celle du sang noir; chacune d'elles pourvue de son cœur. Prenez le sang rouge dans les ramifications ultimes des veines pulmonaires, suivez ces veines dans leur convergence vers un tronc commun. Ce tronc amène le sang au cœur gauche, à la partie de ce cœur qui porte le nom d'oreillette. Le sang passe de là dans le compartiment appelé ventricule du cœur gauche (C G), lequel lance le sang par d'énergiques contractions dans s artères de la circulation générale. Devenu noir dans les vaisseaux capil-ires de ce dernier système, il revient par les veines à l'oreillette du cœur droit, 'où il passe dans le ventricule droit (C D), qui renvoie le sang à son point de épart, c'est-à-dire dans le poumon.

Ce sont les oreillettes des deux cœurs qui reçoivent les veines et les deux entricules qui donnent naissance aux artères.

Dans le schéma, les deux cœurs sont complètement isolés et indépendants. n réalité, les deux cœurs sont rapprochés et confondus sous la même enve-ppe de fibres musculaires ommunes. Il n'y a que leurs vités qui soient parfaite-ent indépendantes. Exté-eurement, il n'y a qu'un œur. Ce rapprochement des ux cœurs et l'indépendance e leurs cavités respectives t bien représenté dans le héma ci-contre (fig. 2).

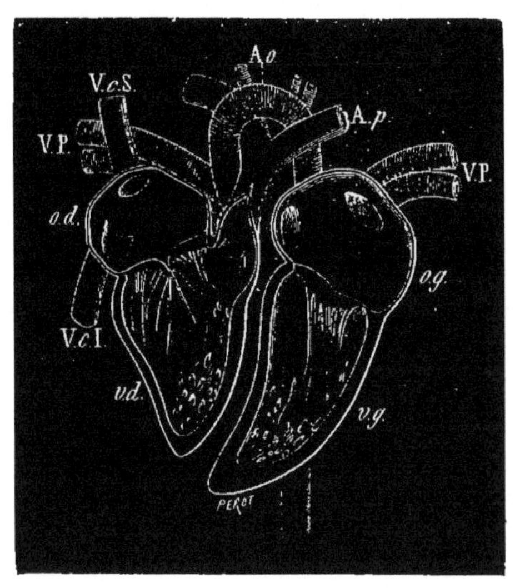

Fig. 2. — *Schéma de la construction du cœur de l'homme et des mammifères.— Cœur droit : cd,* oreillette droite; *vd,* ventricule droit; *VcS,* veine cave supérieure; *VcI,* veine cave inférieure; *Ap,* artère pulmonaire. — *Cœur gauche : og,* oreillette gauche; *vg,* ventricule gauche; *Vp,* veines pulmonaires; *Ao,* aorte.

Ces notions sont trop fami-ères au plus grand nombre entre vous pour qu'il soit écessaire de les exposer avec us de détails.

Il est inutile également d'in-ster sur la construction ana-nique du cœur chez l'hom-e et les principaux animaux ammifères, construction entique au fond dans les verses espèces. Je me borne-i à vous rappeler quelques tails de la conformation in-rieure de l'organe.

La figure 2 vous a fait voir : 1° les deux cavités du cœur droit, oreillette oite, ventricule droit ;

2° Les deux cavités du cœur gauche, oreillette gauche, ventricule gauche.

Les cavités de chacun des deux cœurs sont construites sur le même type. Ainsi, reillette, confluent général des veines, dont vous voyez les embouchures, mmunique avec le ventricule par un large orifice dit *auriculo-ventriculaire*. Le ntricule présente un autre orifice, origine du tronc artériel, dans lequel la ntraction de ce ventricule chasse le sang.

Vous savez tous qu'un système de soupapes garnit chacun de ces orifices.

La soupape des orifices auriculo-ventriculaires s'appelle *valvule tricuspide, ns le cœur droit, valvule mitrale, dans le cœur gauche*. Toutes deux, disposées de même manière, s'ouvrent de haut en bas. Ce sont des membranes flottantes tachées, par leur bord adhérent, au contour de l'orifice et, par leur bord libre, a face interne des ventricules à l'aide de cordages tendineux qui empêchent valvules de se renverser dans l'oreillette quand elles se relèvent.

Les soupapes des orifices artériels, au nombre de trois à chaque orifice, s'ap-llent, comme vous savez, les *valvules sigmoïdes*. Elles s'ouvrent de bas en haut. Concaves sur leur face supérieure, elles se soutiennent mutuellement quand elles s'abaissent, en s'adossant les unes contre les autres.

Grâce à la grande diffusion des connaissances physiologiques élémentaires, tout le monde sait maintenant que c'est le ventricule qui est l'agent d'impulsion du sang. Quand cette partie du cœur se contracte, la valvule auriculo-ventriculaire en se relevant sépare, dans chacun des deux cœurs, les deux compartiments cavitaires; la cavité auriculaire n'a plus de communication avec la cavité ventriculaire. Le ventricule continuant à se contracter, à se rétrécir, le sang acquiert une pression qui lui fait surmonter celle qui tient les valvules sigmoïdes fermées. Alors celles-ci se relèvent : l'orifice qu'elles fermaient est ouvert et le sang pénètre dans le tronc artériel.

Si le ventricule se relâche, les valvules sigmoïdes s'abaissent, ferment de nouveau l'orifice artériel et empêchent le sang de refluer dans le ventricule; tandis que la valvule auriculo-ventriculaire, en s'abaissant le long des parois du ventricule ou parallèlement à ces parois, établit de nouveau la communication entre celui-ci et l'oreillette, d'où le sang se répand dans le ventricule.

Le jeu des soupapes cardiaques est donc de la plus haute importance. Ce jeu joue dans la progression du sang un rôle aussi important que la force même du cœur. Ce sont elles — ces soupapes — qui rendent le mécanisme du cœur identique à celui d'une pompe foulante. Je vous démontrerai tout à l'heure que cet organe est en même temps une pompe aspirante.

Vous vous êtes certainement rendu déjà un certain compte de ce mécanisme, soit par les battements de vos artères, soit par ceux de votre cœur lui-même, soit par le bruit de tic tac qui accompagne ces derniers et que vous sentez instinctivement ne pouvoir être attribué qu'au claquement des soupapes ou valvules du cœur.

Voyez, je vous montre ici le mouvement d'un levier mû par le pouls ou le battement artériel de l'homme. Nous allons étudier la manière dont ce mouvement est produit. Ce sera une introduction à la description de la méthode de démonstration qui va être appliquée tout à l'heure à la physiologie du cœur.

Comment ce levier peut-il être mû par le pouls? Par un mécanisme bien

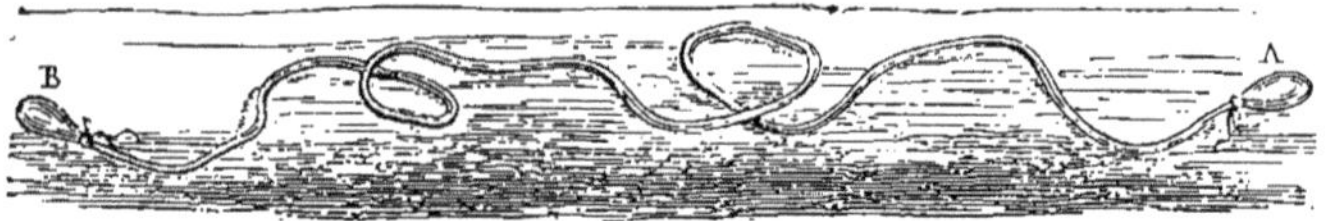

Fig. 3.

simple, imaginé par M. le Dr Buisson, et dont la figure 3 va nous aider à expliquer le principe.

L'appareil qu'elle représente est un tube en caoutchouc à parois peu extensibles, qui est terminé à ses extrémités par deux ampoules, également en caoutchouc, mais à parois minces. Supposons qu'on presse sur l'ampoule A. Elle se rétrécira. La pression de l'air renfermé dans l'appareil va augmenter; or, cette augmentation de pression, se transmettant par l'intermédiaire du tube jusqu'à l'ampoule B, celle-ci se dilatera nécessairement. Supposons de plus qu'un levier du troisième genre repose sur cette ampoule, tout près du point ixe ou centre de mouvement, ce levier sera soulevé et son extrémité libre dérira un arc de cercle plus ou moins étendu, qui représente, amplifiée, la dilaation des parois de l'ampoule.

Nous pouvons supposer encore autre chose, c'est que la pointe du levier narque sa trace sur une plaque enfumée qui se meut devant elle, ou bien, avec de l'encre, sur une feuille de papier glacé. Alors on obtiendra une ligne qui représentera la courbe exacte de tous les changements de pression qui seont transmis à l'ampoule B.

Maintenant, nous allons nous figurer que l'ampoule A est appliquée et naintenue, au poignet, sur l'artère radiale; toutes les pulsations du vaisseau e communiqueront à cette ampoule et, de celle-ci, à la deuxième, B. Qu'on emplace cette deuxième ampoule par un tambour à levier (tambour Marey), outes les pulsations de l'artère seront indiquées et inscrites par le mouvement u levier.

C'est ainsi que la pulsation artérielle, qui n'est pas autre chose qu'une augnentation brusque de pression dans l'artère, peut, au moyen d'un petit outillage pproprié, marquer sa trace et s'inscrire automatiquement sur une plaque égèrement enfumée.

Retenez ce principe, vous allez voir tout à l'heure comment on l'applique à 'étude des mouvements intérieurs du cœur.

Autrefois, on n'avait à sa disposition, pour étudier le mécanisme du cœur, ue des moyens imparfaits ou cruels, au moins en apparence. On extirpait le œur sur des vertébrés inférieurs, après décapitation, et on suivait de l'œil les nouvements de l'organe ainsi isolé, ou bien on observait le cœur laissé en lace, après l'avoir mis à nu. C'est ce qu'avaient fait le grand Harvey, ses lèves, ses émules, tous ceux qui, après lui, ont voulu se rendre compte de la nanière dont fonctionne l'organe de la circulation.

Je dis que la cruauté de ce dernier moyen n'était qu'apparente. C'est qu'en ffet, même avant la découverte de l'anesthésie, qui permet de faire, sur 'homme et sur les animaux, les opérations les plus effrayantes sans que les atients en aient conscience, il était facile d'immobiliser et d'insensibiliser les ujets par la section atloïdo-occipitale de la moelle épinière.

Ces procédés ont rendu de grands services. Du reste, certains phénomènes ne euvent guère être étudiés qu'en mettant à profit ces procédés. Je vais même me ervir du premier pour vous montrer les battements alternatifs des oreillettes t du ventricule du cœur de la tortue. Un de ces animaux, condamné à mort t décapité pour l'usage culinaire, dans le laboratoire d'un restaurateur, a ourni son cœur, qui, chez les animaux de cette classe, jouit de la propriété de urvivre longtemps à l'animal lui-même. Grâce à l'emploi de certains moyens, urtout d'une circulation artificielle, l'organe peut vous être présenté vivant onsidérablement agrandi par l'appareil à projection.

Cette expérience suffit à vous faire comprendre le rythme alternant des batements auriculaire et ventriculaire. C'est quelque chose. Mais il ne faudrait as croire que tous les caractères que vous constatez dans ces battements se eproduisent chez l'homme et les animaux supérieurs. Je dois vous prévenir à avance que le battement auriculaire est loin, chez ceux-ci, d'être aussi énerique et aussi efficace.

On a tiré meilleur parti de l'observation du cœur à nu gardé en place. Mais ette méthode elle-même a de graves inconvénients. On n'observe pas ainsi le cœur dans des conditions normales, régulières, physiologiques. De plus, l'observation du mécanisme du cœur, faite ainsi avec les sens, présente de grandes difficultés. Les mouvements cardiaques n'ont souvent qu'une durée très courte et se succèdent avec une grande rapidité. Comment les saisir dans leurs caractères et dans leurs rapports, soit entre eux, soit avec d'autres phénomènes concomitants? Aussi beaucoup de points de la physiologie du cœur restaient-ils peu connus ou donnaient lieu à de vives controverses.

De la nécessité de remédier à ces inconvénients est née une nouvelle méthode d'étude du cœur en activité (1). Cette nouvelle méthode a permis d'agir sur des animaux non mutilés, que dis-je? sur des animaux restant dans le plus parfait état de santé pendant toute la durée des expériences. De plus, on a eu recours à la méthode graphique pour déterminer les caractères des mouvements du cœur. L'organe a été chargé d'écrire lui-même son histoire. En un mot, on a appliqué à l'étude si difficile du jeu du cœur, de la contraction et du relâchement des cavités cardiaques, du mécanisme des soupapes valvulaires, le moyen si simple que vous avez vu employer tout à l'heure pour l'étude d'un des effets du jeu du cœur, la pulsation artérielle.

Revenons à notre figure 3, à nos deux ampoules conjuguées par un tube flexible intermédiaire. Et maintenant, supposons que l'ampoule A soit, par un vaisseau, introduite dans une des cavités du cœur, l'ampoule B restant libre au dehors. Évidemment le sang communiquera à l'ampoule A tous les changements de pression résultant des mouvements des parois de la cavite, et cette ampoule A, à son tour, les transmettra à l'ampoule B. Cette dernière se dilatera donc quand la cavité cardiaque se resserrera et, inversement, diminuera de volume quand le relâchement des parois de cette cavité y fera diminuer la pression intérieure.

Supposons maintenant que l'ampoule extérieure B soit remplacée par un tambour à levier, celui-ci traduira au dehors, par ses mouvements, et de la manière la plus fidèle, tout ce qui se passe à l'intérieur du cœur, surtout si la pointe du levier trace et fixe ses mouvements sur une feuille de papier ou une plaque enfumée. La courbe des divers mouvements cardiaques s'inscrit ainsi avec la plus grande facilité. Il suffit d'avoir un appareil qui permette de placer dans le cœur une ampoule occupant le centre de la cavité auriculaire et une seconde ampoule occupant la même position dans la cavité ventriculaire.

Pour le cœur droit, la réalisation est simple. On y introduit, par la veine jugulaire, une sonde en gomme flexible, portant les deux ampoules. La voici, cette sonde (fig. 4). V est l'ampoule exploratrice qui occupe le ventricule; O, celle de l'oreillette. Le tube de l'ampoule ventriculaire traverse toute la longueur du tube de l'ampoule auriculaire, comme l'indiquent les détails figurés dans la partie inférieure de l'image. Les deux tubes, tout à fait indépendants, sont conjugués chacun avec un tambour à levier formant ampoule indicatrice, à l'aide d'un tube intermédiaire en caoutchouc, auquel on peut donner une longueur plus ou moins considérable.

Pour le cœur gauche, on ne se sert que d'une seule ampoule, qui est introduite dans le ventricule par l'artère carotide et l'aorte. L'oreillette est inaccessible. Mais on n'en connaît pas moins bien le fonctionnement, car tous ses mouvements se marquent dans le tracé ventriculaire.

(1) CHAUVEAU ET MAREY, *Appareils et Expériences cardiographiques*, 1863. J. Baillière, Paris.

C'est sur le cheval que se font ces expériences.

La figure 5 montre la place que prennent les ampoules dans le cœur droit. En J se trouve la petite incision par laquelle on arrive sur la veine jugulaire. La poitrine est supposée ouverte du côté droit. On voit, par sa face droite, le

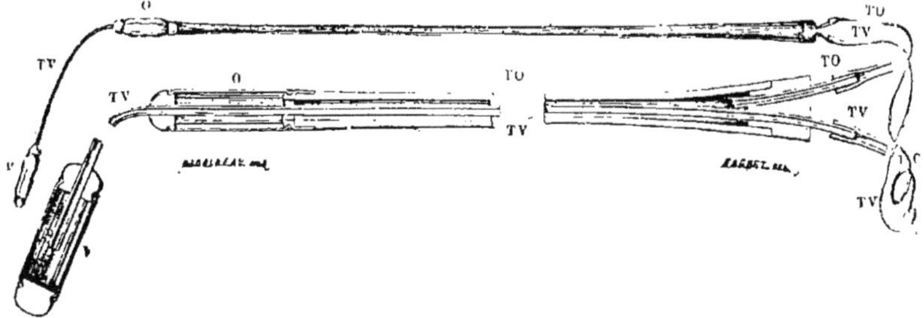

Fig. 4.

œur en place. Les deux croix indiquent la position qu'occupent les ampoules xploratrices quand la sonde est placée: en haut, l'ampoule auriculaire; en bas, 'ampoule ventriculaire.

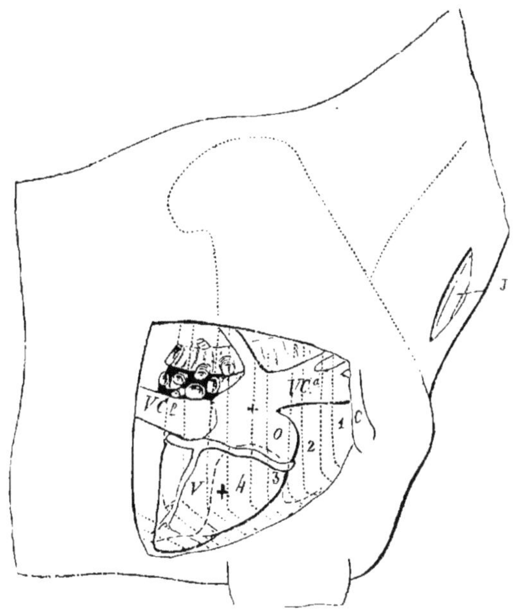

Fig. 5.

La figure 6 vous donne une autre représentation de la sonde, placée dans le œur droit. La précédente montrait *extérieurement* le cœur du côté droit. La ouvelle figure le montre *ouvert* à gauche. Vous voyez l'ampoule auriculaire et ampoule ventriculaire. Quand la valvule tricuspide se relève, ses festons s'appliquent autour du tube qui soutient cette dernière ampoule. Le jeu de la oupape valvulaire n'est aucunement gêné.

J'aurais dû aller au-devant d'une objection qui, pendant que je parlais, s'est probablement présentée à votre esprit. Vous avez, en effet, le droit de vous demander comment j'ai pu vous signaler cette méthode d'observation comme ayant le grand avantage d'être physiologique, de respecter absolument l'état normal de la fonction. Hé quoi ! un pauvre animal ayant un pareil outillage dans le cœur peut-il être considéré comme étant dans les conditions de la santé ? Oui. Faut-il vous rappeler que les anciens physiologistes ont démontré depuis longtemps l'insensibilité du cœur ? Le cœur insensible ! Insensible cet organe sur lequel toutes nos émotions réagissent souvent d'une manière si angoissante ! Ceci paraît aux yeux des gens du monde un singulier paradoxe. Rien n'est plus vrai pourtant. Harvey a été le premier à constater le fait chez l'homme, sur le fils d'un lord Montgommery, auquel un coup de mousquet avait enlevé la partie de la paroi antérieure de la poitrine qui couvre le cœur. Le blessé avait parfaitement guéri. Mais le vaste trou ne s'était pas bouché. Au fond de ce trou, resté béant, Harvey avait pu toucher le cœur, manier l'oreillette, le ventricule, sans que le sujet en eût rien éprouvé du tout.

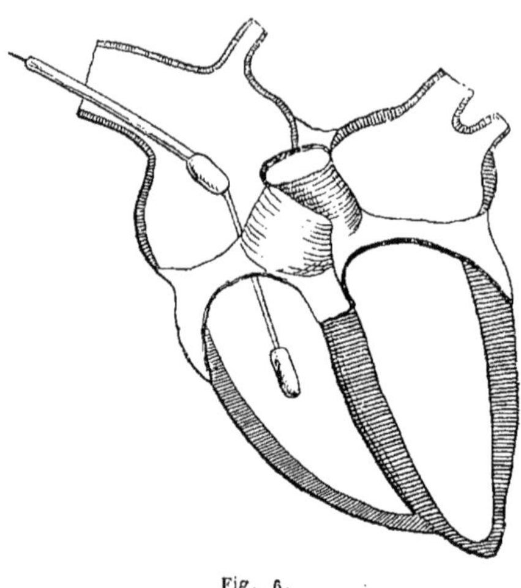

Fig. 6.

Certes le fonctionnement régulier du cœur peut être troublé, à volonté pour ainsi dire, par des excitations pratiquées en vue de produire ce résultat. Mais dans le cas particulier qui nous occupe, rien n'est plus facile que d'éviter toute atteinte à l'intégrité absolue de l'activité normale du cœur. Cette introduction d'une sonde dans le cœur, faite par des mains exercées, s'accomplit avec une rapidité prestigieuse, l'animal ne s'en aperçoit pas. Et, en effet, si, pour occuper son attention, vous lui avez donné de l'avoine à manger, il ne se dérange pas de son repas. Quand l'expérience est terminée, la sonde retirée? l'hémostase assurée, l'animal, reconduit à l'écurie, reprend tranquillement la vie contemplative qu'il y mène habituellement, toutefois avec une plaie veineuse à cicatriser.

Mais ces détails importent peu ici.

Le seul point sur lequel nous ayons à fixer notre attention, c'est que le jeu du cœur reste parfaitement intact. Le nombre des battements n'augmente pas sensiblement, souvent même, quand on a constaté qu'il était de 40, par exemple, à la minute, avant le placement de la sonde, il reste encore à 40 après l'opération.

La figure 7 représente l'ensemble de l'appareil cardiographique :

L'enregistreur, avec la bande de papier, qui se déroule devant la pointe écrivante des leviers.

Les leviers eux-mêmes, mus chacun par son tambour indicateur. Il y en a trois. Vous comprenez qu'on pourrait en mettre davantage. Ici, l'un écrira les mouvements de l'oreillette droite; l'autre, les mouvements du ventricule droit; le troisième, ceux du ventricule gauche.

En plaçant les pointes des leviers, toutes, sur la même verticale, on obtient,

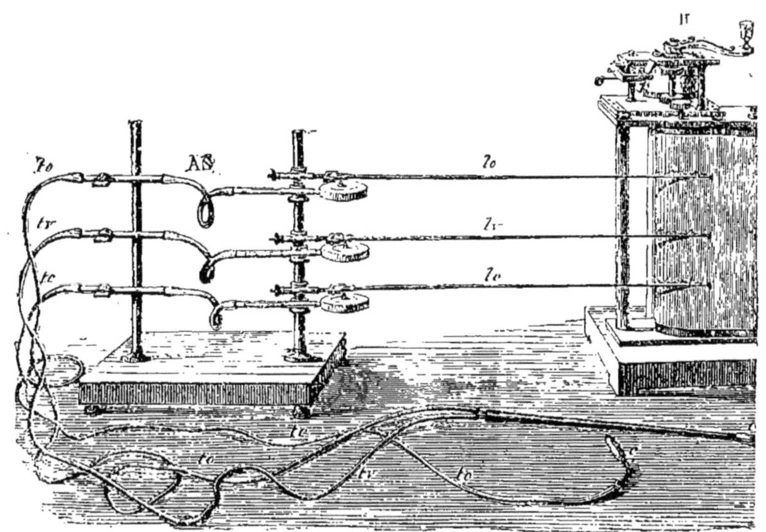

Fig. 7.

par les ordonnées des tracés, les relations chronologiques et la durée des divers mouvements.

L'amplitude de ces mouvements, c'est-à-dire l'énergie des contractions cardiaques, s'apprécie par la hauteur que la courbe acquiert brusquement au moment de ces contractions.

Voilà la méthode.

Quels résultats a-t-elle donnés? Ils sont aussi nombreux qu'intéressants. Naturellement je ne puis vous les indiquer tous. Voyons seulement les principaux.

Occupons-nous d'abord et surtout du cœur droit.

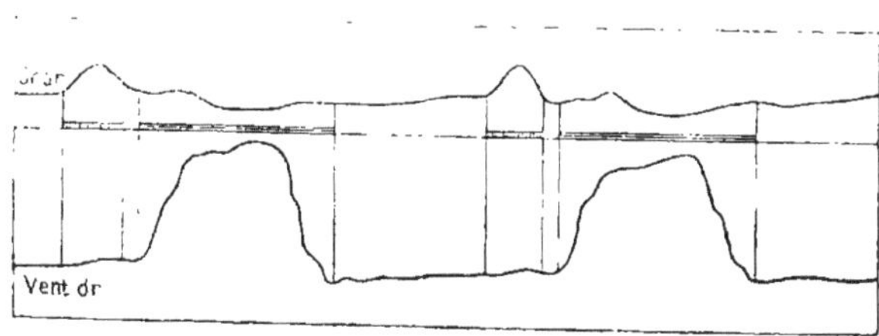

Fig. 8.

Voici un premier tracé de l'oreillette et du ventricule. Je le choisis, à cause de sa grande simplicité, qui en facilite l'analyse. Je n'ai pas besoin de vous rappeler que, dans les deux courbes, la contraction, ou le battement, de chaque cavité est indiquée par une ascension durant plus ou moins longtemps, suivie d'une descente plus ou moins rapide. L'ensemble de chaque ondulation représente à peu près la secousse d'un muscle de la vie animale, le biceps, par exemple, secousse obtenue par une excitation unique. Ce qui ne veut pas dire que le battement cardiaque représente en réalité une secousse simple : le fait est discutable et discuté. Comme la secousse musculaire vraie, la secousse ou battement cardiaque se décompose en période ascendante et période descendante : la première répondant à la contraction, à la *systole*; la seconde, à la décontraction, c'est-à-dire au relâchement ou à la *diastole*. Les battements sont séparés par un intervalle, pendant lequel les parois du cœur paraissent inactives; c'est la *pause* ou le *repos* du cœur. Les choses se passent exactement de cette manière dans les deux cavités, oreillette et ventricule, en sorte qu'il y a la systole, la diastole, la pause auriculaires et la systole, la diastole, la pause ventriculaires. — Il est facile de voir qu'en raison de sa plus grande hauteur la systole ventriculaire est beaucoup plus énergique que la systole auriculaire.

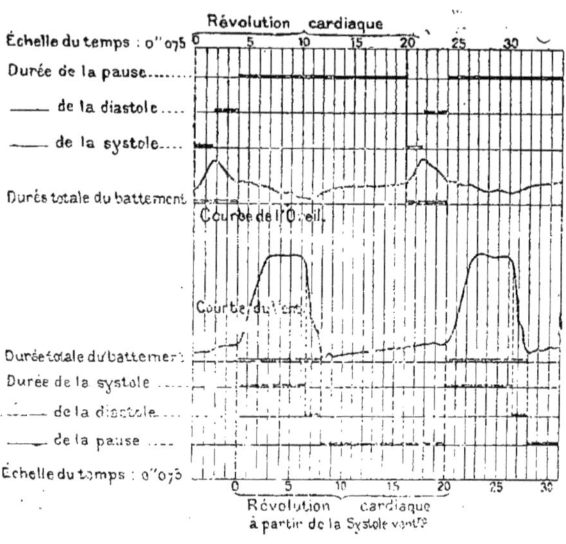

Fig. 9.

Passons à la figure 9. Elle est très précieuse à consulter pour la détermination des rapports chronologiques qui existent entre les mouvements de l'oreillette et du ventricule et pour la durée de chacune des phases par lesquelles passent les deux cavités. C'est encore un tracé physiologique que cette figure représente. Une échelle le divise en fractions de seconde valant 0'',075. La révolution du cœur, c'est-à-dire l'ensemble des différents mouvements qui se succèdent périodiquement dans l'action rythmée du cœur, occupe 20 divisions et dure ainsi 1'' 1/2. C'est généralement le battement auriculaire que l'on prend pour point de départ de chaque révolution. Il dure 300/1000 de seconde et précède toujours immédiatement le battement ventriculaire. S'il en est parfois séparé — c'était le cas du tracé précédent — ce n'est que par un intervalle excessivement court : 75/1000 de seconde. Ce battement ventriculaire a une durée double du battement auriculaire, c'est-à-dire une durée de 600/1000 de seconde.

Les tracés ont été notés de manière à montrer de suite la durée de tous les temps élémentaires en lesquels la révolution cardiaque se décompose. Ainsi la systole auriculaire occupe seulement 1 division 1/2 de l'échelle; tandis que la systole ventriculaire en occupe 6 divisions 1/2. — La diastole est plus longue dans l'oreillette (2 divisions 1/2) que dans le ventricule (1 division 1/2). Enfin, la pause est plus longue dans l'oreillette, où cette période de repos occupe 16 divisions, que dans le ventricule, où elle n'en occupe que 12.

Le tableau suivant transforme en chiffres ces indications graphiques, non seulement pour le cheval, mais encore pour l'homme, d'après une expérience faite sur un âne dont le cœur battait 60 fois par minute.

Durée, en centièmes de seconde, des différents temps de la révolution du cœur.

		Oreillette.	Ventricule.
Cheval	Systole	0",11	0",49
	Diastole	0 ,19	0 ,11
	Pause ou repos	1 ,20	0 ,90
Homme, d'après âne	Systole	0",07	0",40
	Diastole	0 ,10	0 ,07
	Pause ou repos	0 ,83	0 ,53

Pour achever l'analyse des tracés du cœur droit, il faut appeler votre attention sur la signification de quelques-uns des caractères qu'ils présentent pendant le battement et le repos ventriculaires. Je m'attache surtout au ventricule, c'est-à-dire à la pompe foulante, organe de l'impulsion du sang.

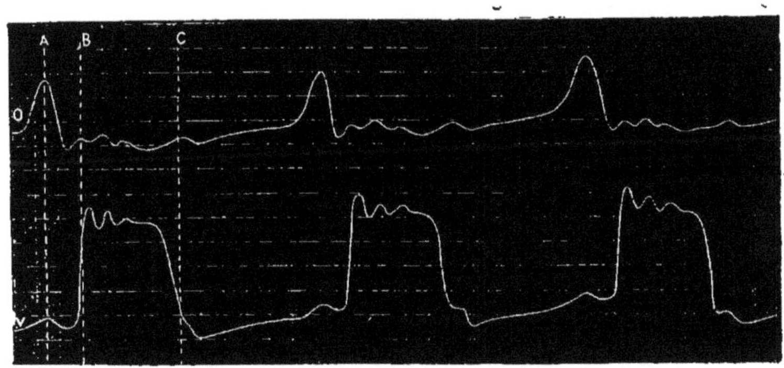

Fig. 10.

Il est intéressant de voir que le coup de piston ventriculaire ne refoule pas le sang dans l'oreillette (je parle pour le tracé qui est ici sous vos yeux, fig. 10). Nous aurons à revenir tout à l'heure sur cette particularité. Pour le moment, il faut nous borner à en tirer une seule induction, c'est que le relèvement de la valvule tricuspide et la fermeture de l'orifice auriculo-ventriculaire sont un des premiers effets de la contraction du ventricule. A peine la pression sanguine augmente-t-elle sous l'influence de cette contraction que les valvules sont soulevées et rejetées vers l'oreillette, où la pression reste faible. Vous constaterez dans le tracé auriculaire, pendant la systole du ventricule, des ondulations qui vous indiquent de quelle manière se placent les festons de la valvule tricuspide. Ils forment bien alors entre les cavités ventriculaire et auriculaire une cloison membraneuse tendue qui obéit aux oscillations de la pression intra-ventriculaire, pendant la période de contraction du ventricule.

Tout l'effort de cette contraction est donc employé à faire passer le sang dans l'artère pulmonaire. Quand cet effort arrive à développer une pression supérieure à celle que le sang de l'artère pulmonaire exerce sur les valvules sigmoïdes, celles-ci cèdent et le sang fait irruption par l'orifice pulmonaire devenu libre.

Alors intervient un phénomène d'hydrodynamique absolument semblable à celui qui se manifeste dans plusieurs expériences bien connues, celle du tourniquet hydraulique, par exemple. Je veux parler d'un phénomène de recul. Oui, le cœur recule exactement comme le fusil ou le canon au moment de l'explosion et par le même mécanisme. Il recule dans le sens opposé à l'écoulement, parce que la pression sanguine sur la paroi ventriculaire devient plus faible au niveau de l'orifice d'écoulement. — Ce mouvement de recul n'est pas

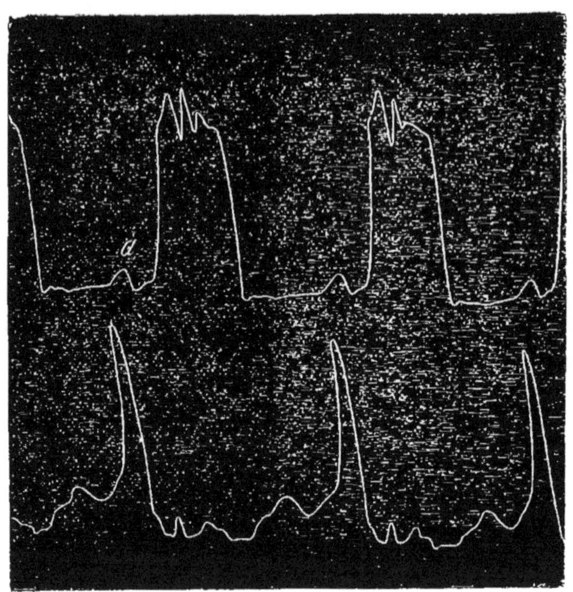

Fig. 11.

sensible à la pointe, qui ne se déplace pas notablement. Mais il se traduit d'une manière remarquable du côté de la base, qui s'abaisse et se rapproche de la pointe, parce que le ventricule diminue de volume surtout en se raccourcissant. — Il y a bien des moyens, même des moyens graphiques, de démontrer cet intéressant phénomène. Je regrette de ne pouvoir mettre une de ces démonstrations sous vos yeux : elles manquent actuellement dans ma collection de tracés.

Poursuivons notre étude.

Le ventricule entre en relâchement, c'est-à-dire en diastole. L'orifice auriculo-ventriculaire s'ouvre, bien entendu, et l'orifice pulmonaire se ferme. J'appelle votre attention sur une particularité du tracé ventriculaire qui dénote le moment de cette fermeture. C'est un petit soubresaut causé par le claquement valvulaire et qui indique bien la nature de ce mouvement.

Nous voilà hors du battement ventriculaire. Le cœur est en repos, en pause, passif si l'on peut s'exprimer ainsi. Le sang y afflue de l'oreillette, lentement mais incessamment, et cette réplétion graduelle se traduit par une ascension lente du tracé, ascension due à l'augmentation graduelle de la pression sanguine. Le même phénomène se passe naturellement dans l'oreillette, à laquelle les veines apportent continuellement du sang nouveau. On arrive ainsi à la fin de la révolution cardiaque. Une nouvelle révolution commence par la systole auriculaire et vous voyez celle-ci marquer son empreinte dans le tracé ventriculaire par une légère surélévation de la courbe des pressions. Dans le présent tracé (fig. 10), cette trace de la pulsation auriculaire est faible. Elle est extrêmement marquée dans cet autre tracé (fig. 11) parce que l'animal qui l'a fourni avait la pulsation auriculaire exceptionnellement énergique.

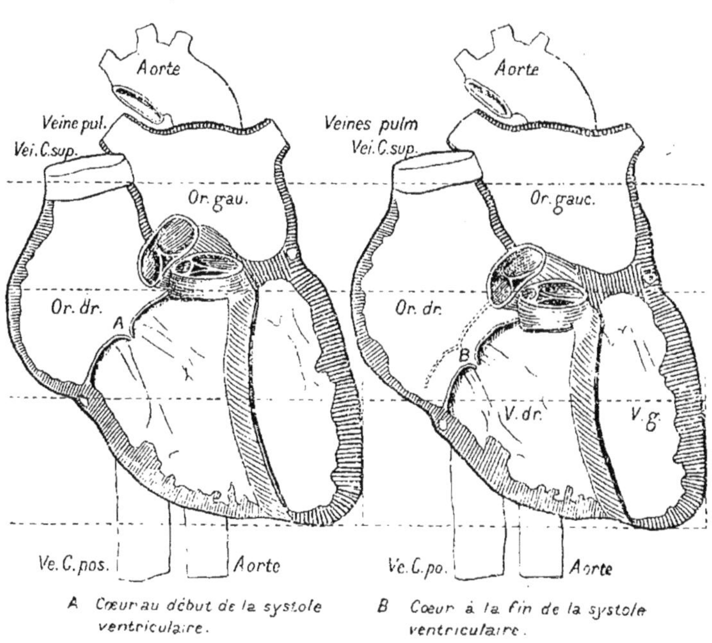

A Cœur au début de la systole ventriculaire.
B Cœur à la fin de la systole ventriculaire.

Fig. 12.

En avons-nous fini avec le cœur droit? Pas encore. Jusqu'à présent, nous ne l'avons considéré que comme une pompe foulante. Il faut que je vous démontre que c'est aussi une pompe aspirante.

Proposition en apparence paradoxale : c'est au moment même où le cœur fonctionne comme pompe foulante qu'il remplit aussi celui de pompe aspirante. En effet, ce rôle de pompe aspirante est placé sous la dépendance du recul balistique qui a lieu pendant la systole ventriculaire.

La manière dont se fait ce mouvement de recul, par abaissement de la base du cœur, détermine un agrandissement de l'oreillette, dont la figure 12 vous fera bien comprendre le mécanisme. Quand la base du ventricule s'abaisse en effet, le plancher formé à l'oreillette par la valvule tricuspide relevée s'abaisse également. Ce plancher passe de la position A, tout à fait au début de la systole ventriculaire, à la position B, pendant que le ventricule se vide dans l'artère pulmonaire. D'où un agrandissement notable de l'oreillette. Par le trait ponctué qui marque, dans la seconde partie de la figure, la place qui était occupée d'abord par le plancher auriculaire, on peut apprécier cet agrandissement de la cavité auriculaire sous l'influence du recul du cœur.

L'influence de cet agrandissement brusque de l'oreillette sur le mouvement du sang se devine aisément. L'agrandissement détermine un abaissement de la pression intra-auriculaire. D'où appel du sang veineux dans l'oreillette. Voilà comment le cœur joue le rôle de pompe aspirante. La valvule tricuspide peut être considérée comme le piston d'un corps de pompe, lequel piston en s'abaissant resserre le compartiment inférieur et agrandit le compartiment supérieur. D'où compression dans le premier et aspiration dans le second. C'est en définitive le même coup de piston qui fait le refoulement et l'aspiration comme dans la pompe à compression des laboratoires de physique.

L'abaissement de pression déterminé dans l'oreillette, par son agrandissement, au moment de la systole ventriculaire, se traduit dans tous les tracés physiologiques. Mais il est plus ou moins marqué suivant les conditions.

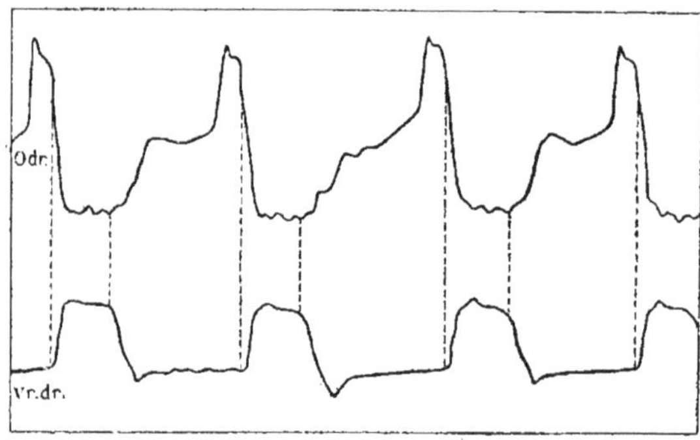

Fig. 13.

Je vous montre (fig. 13) un tracé où la dépression est à son maximum. Elle est assez marquée pour que la courbe auriculaire marche en sens absolument contraire à la courbe ventriculaire au moment de la contraction du ventricule.

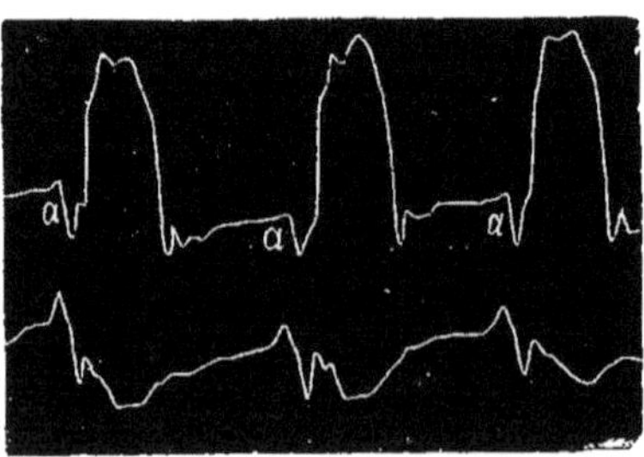

Fig. 14.

En voici un autre (fig. 14) qui représente un type plus commun. Vous voyez la brusque ascension systolique de la courbe auriculaire, puis la descente du relâchement, puis un brusque ressaut, puis un abaissement qui coïncide avec la partie élevée de la courbe ventriculaire. Le ressaut est l'effet du relèvement des festons de la tricuspide. Suivant la position de l'ampoule exploratrice dans l'oreillette, ce ressaut se marque plus ou moins. Nous avons vu qu'il pouvait être nul.

Cet abaissement de la pression auriculaire se produit même quand la poitrine est ouverte largement et que les parois de l'oreillette ne sont plus soutenues par l'élasticité pulmonaire. Seulement, elle est alors un peu moins prononcée. Il suffit, pour la faire apparaître avec une grande énergie, de pratiquer une hémorrhagie artérielle (fig. 15). En diminuant la pression que le sang

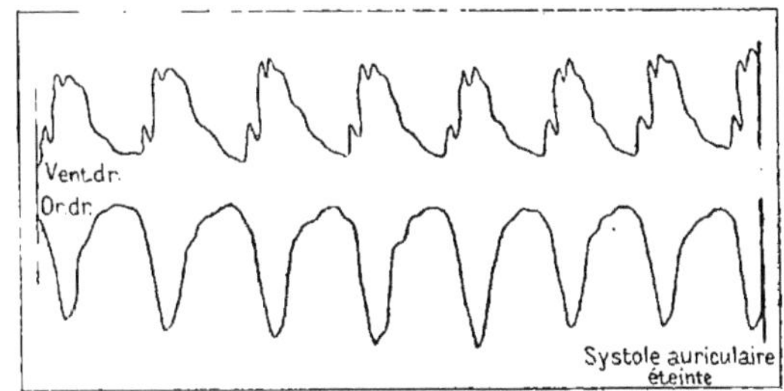

Fig. 15. — Mœlle coupée. Respiration artificielle. Poitrine largement ouverte.

Tracés de la pression intra-cardiaque, après une hémorrhagie très abondante.

exerce sur les valvules sigmoïdes, et en rendant ainsi plus brusque et plus rapide le passage du sang à travers les orifices artériels, on favorise les

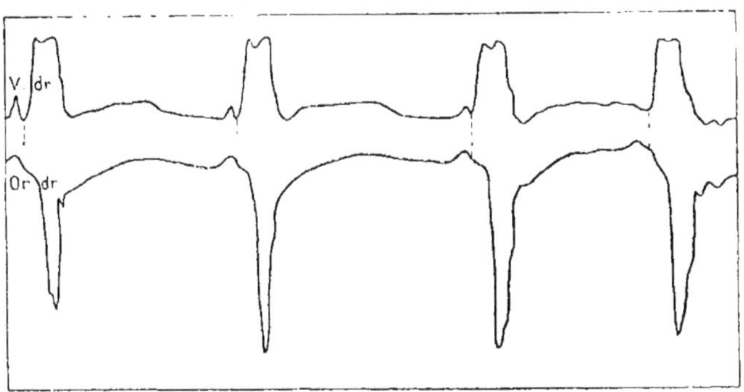

Fig. 16.

conditions du recul hydrodynamique du ventricule et l'aspiration ventriculo-auriculaire.

Toute autre cause d'abaissement de la pression artérielle agit de la même manière. Ainsi, l'excitation des nerfs d'arrêt du cœur (fig 16), en ralentissant les battements de l'organe, vide les canaux artériels; chaque battement ventriculaire produit alors une énorme dépression auriculaire, qui du reste dure peu, parce que l'équilibre de pression s'établit alors très vite entre la cavité ventriculaire et la cavité artérielle.

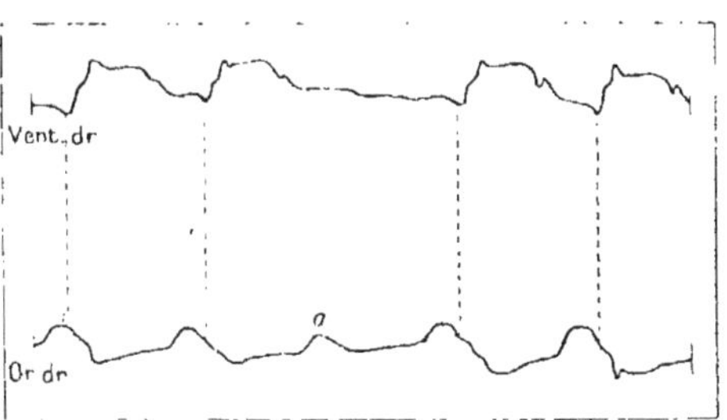

En a Systole auriculaire sans Systole ventriculaire correspond.te La dépression auriculaire manque à cette révolution du cœur

Fig. 17

Je pourrais enfin vous montrer une foule de tracés démontrant que l'aspiration auriculo-ventriculaire est liée de la manière la plus étroite au recul hydrodynamique. Ni les mouvements de l'oreillette (fig. 17), ni même ceux du ventricule (fig. 18) ne suffisent à la produire, s'il n'y a pas projection du sang dans le système artériel.

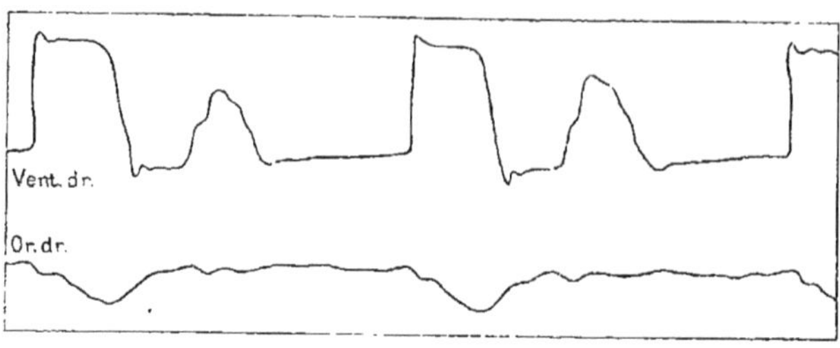

Fig. 18. — Mœlle coupée. L'animal est en train de mourir par asphyxie. Tracé de la pression intracardiaque. Il y a deux pulsations ventriculaires incomplètes n'ayant point lancé de sang dans l'artère pulmonaire. Elles n'ont pas déterminé d'aspiration dans l'oreillette droite.

Jusqu'à présent, je ne vous ai parlé que du cœur droit. Le temps me manque malheureusement pour m'occuper longuement du cœur gauche. Je ne puis vous démontrer qu'une chose, c'est qu'il fonctionne exactement comme le cœur droit. La figure 19 vous le prouve. Notez, pour apprécier ce tracé, que l'ampoule exploratrice avec laquelle a été obtenu le tracé du ventricule gauche est beaucoup plus petite, beaucoup moins sensible que celle du ventricule droit. Si les tracés étaient obtenus avec des ampoules exploratrices de même sensibilité, l'élévation systolique de la courbe du ventricule gauche devrait être environ quatre fois plus élevée, car la force d'impulsion de ce ventricule est en moyenne au moins quatre fois plus énergique que celle du ventricule droit.

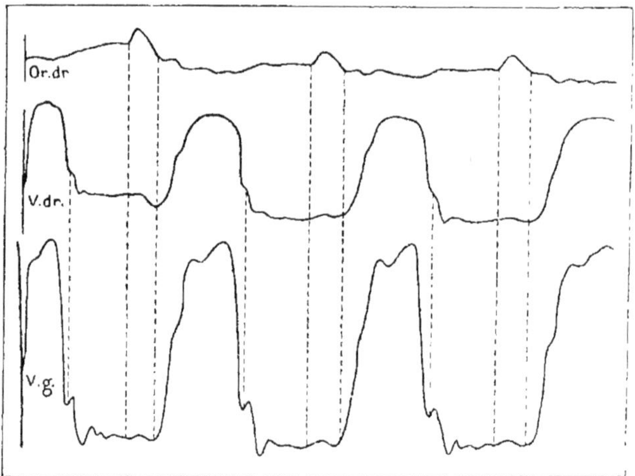

Fig. 19.

Ce qui frappe, c'est la symétrie des deux tracés ventriculaires, symétrie qui indique, de la manière la plus nette, la synergie des deux cœurs. Cette synergie n'est cependant pas absolue. Dans un cours de médecine, j'aurais à signaler plusieurs particularités du cœur gauche, particularités fort importantes à connaître au point de vue de la pratique de l'auscultation.

Voilà ce que l'expérimentation nous apprend sur les caractères généraux des mouvements du cœur. Est-ce que tous ces faits se reproduisent sur l'homme?

Incontestablement, et tout à fait de la même manière. Parmi les preuves qu'on en peut donner, je ne vous en signalerai qu'une. On a pu, parfois, étudier de près le cœur de l'homme. C'est ce qu'a fait Harvey sur le fils de lord Montgommery. C'est une occasion qui s'offre de temps en temps aux physiologistes contemporains. Cette occasion est fournie par les sujets qui sont atteints de l'anomalie congénitale appelée *ectopie du cœur*. Le sternum, largement fissuré chez ces individus, permet d'étudier directement le cœur. Des appareils explorateurs peuvent être appliqués sur l'oreillette et sur le ventricule. En déprimant les parois cardiaques, ces appareils subissent l'effet de toutes les pressions intérieures de l'oreillette et du ventricule. C'est comme si les sujets avaient une sonde cardiographique dans le cœur. Or, les tracés ainsi recueillis démontrent une identité parfaite de forme avec ceux des animaux.

Je voudrais bien ne pas terminer sans vous dire au moins quelques mots des phénomènes par lesquels les mouvements du cœur se traduisent à l'extérieur. Il s'agit surtout de la pulsation cardiaque et des bruits du cœur. L'un de ces phénomènes se perçoit avec la main; les autres avec l'oreille.

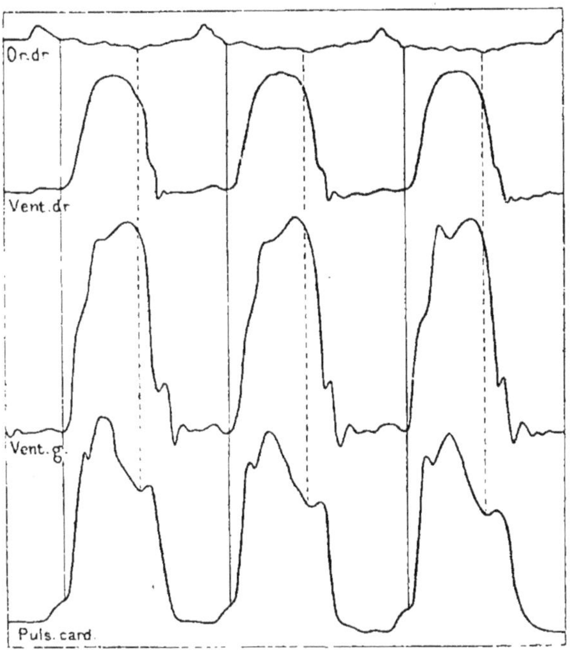

Fig. 20.

La pulsation cardiaque se fait sentir chez l'homme, au niveau du cinquième espace intercostal, en avant de la poitrine, à gauche du sternum.

L'anatomie fait bien comprendre que c'est là seulement qu'on peut percevoir cette pulsation. Quand la poitrine est ouverte en avant et que le poumon et le cœur sont laissés parfaitement à leur place, on voit que ce dernier est couvert presque partout par le premier. Il n'est en rapport direct avec la paroi thoracique qu'en un point très limité, celui qui répond à peu près au cinquième espace intercostal à gauche du sternum. Donc, au dehors, à l'état physiologique, c'est en ce point seulement que le battement ventriculaire est accessible à la main.

La pulsation cardiaque est bien le battement ventriculaire, car tous les tracés démontrent le synchronisme parfait, parfois la similitude de forme des deux phénomènes (fig. 20). Souvent même les moindres accidents de la pression intérieure du ventricule se reproduisent dans la pulsation extérieure, ainsi la pulsation auriculaire. Mais il y aurait trop à dire sur ce sujet; il faut s'arrêter. Je me bornerai à vous dire que le phénomène est dû à la pression qui se développe brusquement dans le ventricule au moment où il se contracte. Grâce au changement de forme qu'il subit alors et au recul du cœur, le ventricule n'abandonne pas la paroi thoracique, en se rétrécissant. C'est ce qui permet au doigt de sentir la pulsation cardiaque quand il appuie sur la région de la pointe du cœur, comme il perçoit la pulsation artérielle quand il appuie sur une artère.

Passons aux bruits cardiaques. Ce sont, vous ai-je dit, les claquements valvulaires qui les déterminent. En se tendant brusquement, les membranes valvulaires font entendre un bruit analogue à celui qu'on produit quand on tend avec rapidité un tissu membraneux, un mouchoir par exemple.

L'un des bruits, celui que l'on appelle le premier bruit du cœur, se produit quand la fermeture des orifices auriculo-ventricules est opérée par les valvules mitrale et tricuspide; l'autre, quand les valvules sigmoïdes s'abaissent brusquement pour fermer les orifices aortique et pulmonaire.

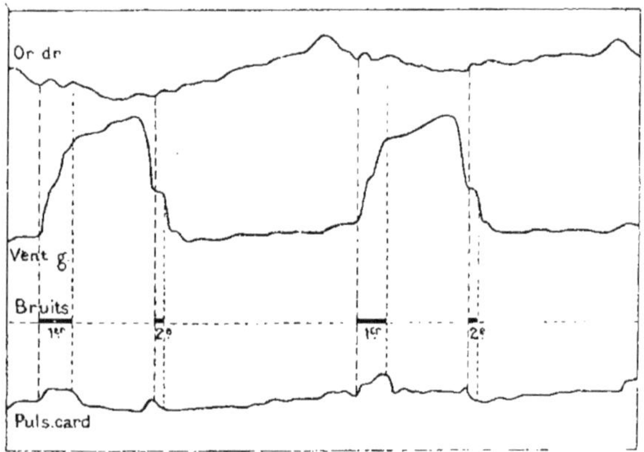

Fig. 21.

La figure que vous avez sous les yeux (fig. 21) représente la notation de ces bruits, notation qu'il est très facile d'obtenir avec un signal électrique manœuvré avec la main et suivant les indications données par l'oreille. Vous pouvez voir que le premier bruit commence avec la systole ventriculaire; il a une certaine durée; le second bruit est très bref et coïncide avec la clôture des orifices artériels, presque immédiatement après le début de la diastole ou du relâchement ventriculaire.

Je m'étais bercé un moment de l'espoir de vous donner quelques détails sur l'influence que le système nerveux exerce sur le mécanisme du cœur. Mais c'est absolument impossible. La question est, du reste, assez importante et intéressante pour mériter d'être traitée dans une séance spéciale.

IMPRIMERIE CENTRALE DES CHEMINS DE FER. — IMPRIMERIE CHAIX, RUE BERGÈRE, 20, PARIS. — 17768-7.

157

[illegible] de membres [illegible]

[illegible] qui [illegible]

[illegible] les personnes qui [illegible]

[illegible]

[illegible] des mêmes [illegible]

[illegible]

[illegible] de l'Association qui [illegible]

[illegible]

[illegible] cotisation annuelle des membres [illegible]

[illegible] de racheter ses cotisations [illegible]

[illegible] somme de 300 francs. Il devient [illegible]

[illegible] cotisations pourront [illegible]

[illegible] complémentaire de 300 francs [illegible]

[illegible] deux versements annuels [illegible]

[illegible] à vie [illegible]

[illegible] des membres [illegible]

[illegible]

www.ingramcontent.com/pod-product-compliance
Ingram Content Group UK Ltd.
Pitfield, Milton Keynes, MK11 3LW, UK
UKHW020406250726
13967UKWH00006B/2491

9 782012 98003